Meu bebê gourmet

Meu bebê gourmet

Margarete Steigleder

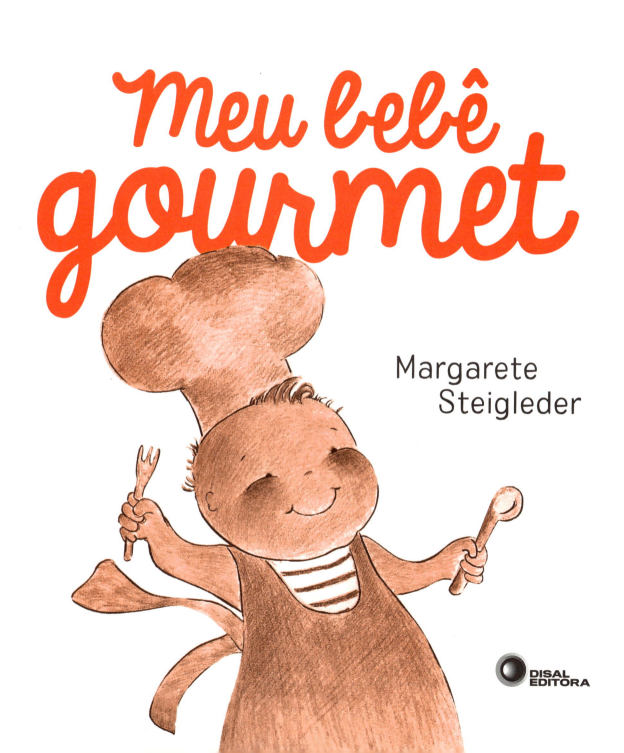

DISAL EDITORA

Capa e Projeto gráfico: Alberto Mateus
Produção editorial: Crayon Editorial
Assistente de produção: Mariana Lucas

Este livro foi impresso em outubro de 2019, na Paym Gráfica e Editora Ltda. em papel Avena 80 g/m².

Dados Internacionais de Catalogação na Publicação (CIP)
(Câmara Brasileira do Livro, SP, Brasil)

Steigleder, Margarete
 Meu bebê gourmet / Margarete Steigleder ; ilustração Patrícia Furlong. -- 2. ed. -- Barueri, SP : Disal, 2018.

 ISBN 978-85-7844-197-5

 1. Alimentos naturais 2. Bebês - Nutrição 3. Crianças - Nutrição 4. Culinária (Alimentos naturais) I. Furlong, Patrícia. II. Título.

18-17646   CDD-641.5637

Índices para catálogo sistemático:
1. Receitas : Culinária para bebês : Economia doméstica 641.5637

Iolanda Rodrigues Biode - Bibliotecária - CRB-8/10014

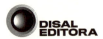

Todos os direitos reservados em nome de:
Bantim, Canato e Guazzelli Editora Ltda.

Alameda Mamoré 911 – cj. 107
Alphaville – BARUERI – SP
CEP: 06454-040
Tel. / Fax: (11) 4195-2811
Visite nosso site: www.disaleditora.com.br
Televendas: (11) 3226-3111

Fax gratuito: 0800 7707 105/106
E-mail para pedidos: comercialdisal@disal.com.br

Nenhuma parte desta publicação pode ser reproduzida, arquivada ou transmitida de nenhuma forma ou meio sem permissão expressa e por escrito da Editora.

Este livro é dedicado
às minhas filhas Adriane e Viviane
e à minha neta Victória

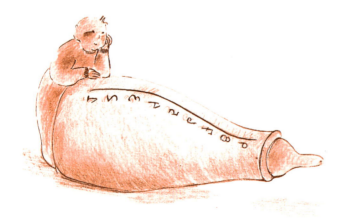

Queridos Pais,

Com o *Meu bebê gourmet* vocês, mamãe e papai, terão a tranquilidade de que seu bebê estará sempre bem alimentado, com uma dieta equilibrada e completa, desde a fase de amamentação até por volta do primeiro ano, quando termina o processo de introdução dos alimentos e seu filho já pode sentar-se à mesa com toda a família.

Após o período de amamentação, no peito ou na mamadeira, segue-se uma etapa fundamental para o desenvolvimento do bebê, que é a introdução de outros alimentos além do leite. Esta etapa, que fornece os nutrientes indispensáveis à saúde e ao crescimento do seu bebê, deverá ser sempre prazerosa para prepará-lo para o convívio social.

É importante que, desde cedo, seu bebê comece a conhecer novos sabores, pois, quanto maior a variedade de alimentos, maior será o desenvolvimento de seu paladar.

Para auxiliar, não só na apresentação gradativa desses novos alimentos, mas também para ensiná-los a tirar o máximo de proveito dessa fase, *Meu bebê gourmet* propõe, de maneira simplificada e de fácil compreensão, orientá-los a conduzir com segurança este período tão gratificante da vida de seu filho.

Um abraço,

Margarete Steigleder
NUTRICIONISTA

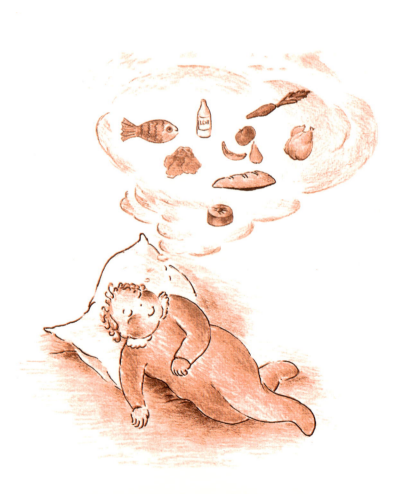

Sumário

Parte 1 > *O início de tudo: o leite* 13
O leite materno 15
A mamadeira 19
Sem assaduras, sem cólicas 21

Parte 2 > *Noções básicas sobre a saúde do bebê* 25
Tudo muito limpinho 27
Dentinhos saudáveis 28
Congelamento 29
Alimentos que devem ser evitados 32

Parte 3 > *De 4 a 8 meses* 37
Além do leite: os primeiros alimentos 39
Comer e crescer direitinho 42
Receitas a partir de 4 meses 51
Receitas a partir de 5 meses 57
Receitas a partir de 6 meses 63
Receitas a partir de 7 meses 74
Receitas a partir de 8 meses 81

Parte 4 > *De 9 meses a 1 ano* 89
O convívio à mesa 91
O cadeirão 92
O que muda na alimentação 94
Doze meses – o primeiro aniversário 95
Receitas a partir de 9 meses 99
Receitas a partir de 10 meses 117

Índice de assuntos 133

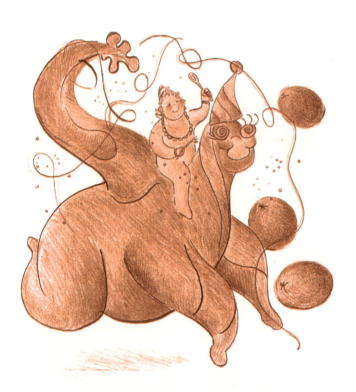

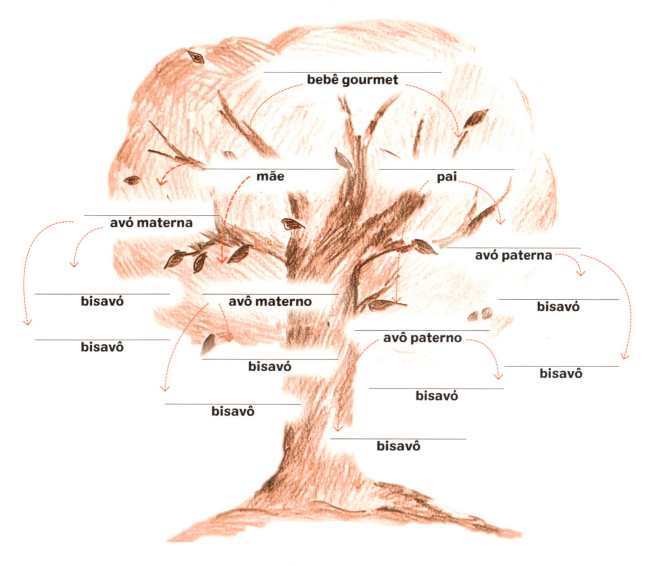

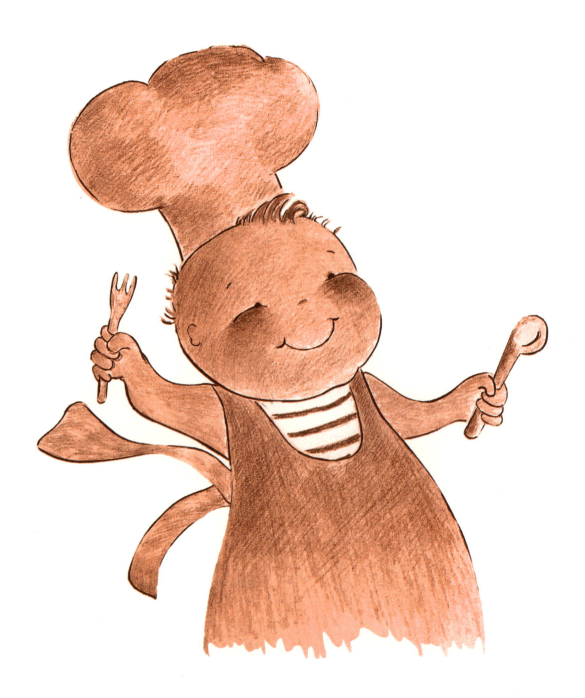

Parte 1

O início de tudo: o leite

O leite materno

Quanto mais o bebê mamar, mais leite você vai produzir

Ao nascer, o bebê inicia um longo período de desenvolvimento de todos os órgãos e aptidões. Nas primeiras semanas, ele não diferencia o dia da noite. Ainda não totalmente desenvolvido, seu sistema digestivo não está preparado para assimilar a alimentação do adulto. O estômago é bem pequeno, por isso ele toma pequenas porções de leite a qualquer momento.

Entre 4 e 6 semanas, ele começa a organizar um ritmo próprio. Ao amamentar, com dedicação e observação, você vai perceber melhor esse ritmo e adaptar-se a ele, em vez de impor regras. Assim, o seu filho vai desenvolver naturalmente suas necessidades de apetite e sede.

Lembre, porém, que desde os primeiros dias e durante todo o primeiro ano de vida, um procedimento correto e bem orientado é decisivo para o bom desenvolvimento do aparelho digestivo.

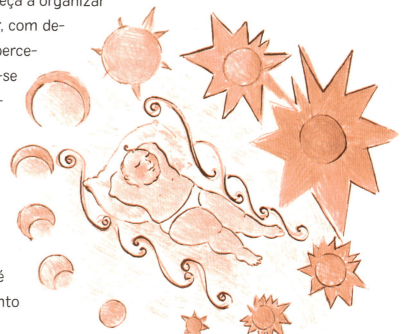

O colostro

Nenhum alimento substitui o colostro, primeiro líquido que sai da glândula mamária depois do parto. Seu valor alimentar é muito importante para o recém-nascido pois, além de apresentar menor teor de gordura, o que facilita a digestão, e maior teor de proteínas e sais minerais, o colostro contém anticorpos que protegem seu bebê contra infecções. O leite materno, propriamente dito, começa a ser produzido por volta do quarto dia após o parto e, a partir de então, o ato de mamar é que vai estimular a produção de mais leite.

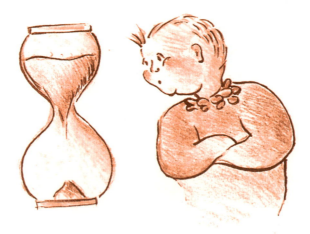

Nos primeiros dias, os intervalos entre as mamadas serão, geralmente, de duas a três horas. Gradativamente os espaços vão aumentando. No começo da mamada sai um leite mais ralo que mata a sede. Depois, ele vem mais espesso e rico em proteínas para saciar a fome. Por isso é importante amamentar de 10 a 15 minutos, por mamada, em cada peito.

Vantagens da amamentação

O leite materno é, em todos os aspectos, a nutrição ideal nos primeiros meses de vida do bebê. Além dos benefícios nutricionais e imunológicos, está provado cientificamente que o desenvolvimento psicomotor, social e emocional das crianças amamentadas no peito é sensivelmente melhor.

Amamentar também é muito prático: o leite materno está sempre na temperatura ideal, nunca azeda na mama, dispensa mamadeiras, ajuda a mãe a retornar a seu peso normal mais rapidamente e o bebê não fica gordo demais. E, enquanto você estiver só amamentando, não é necessário oferecer nenhum líquido adicional à criança. Porém, se ela estiver suando muito, é necessário dar-lhe chá sem açúcar ou água filtrada e fervida.

Caso o bebê tenha febre, diarreia ou vômitos, além do acompanhamento indispensável do pediatra, seu filho deverá tomar muito líquido. Esta orientação aplica-se também para o caso de o bebê estar sendo alimentado com mamadeira.

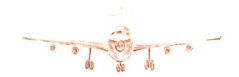
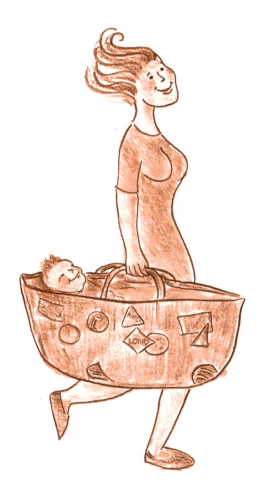

Perfeito para o bebê, o leite materno diferencia-se do leite de vaca por alguns aspectos essenciais:

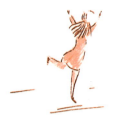

- O conteúdo de sais minerais é inferior, adequado à capacidade renal do bebê (o excesso de cálcio, por exemplo, pode provocar prisão de ventre).
- Contém maior quantidade de vitaminas A e C; na alimentação artificial (com leite em pó), é necessário suprir essa carência.
- A proteína do leite materno é de mais fácil digestão.
- O leite materno atua na flora intestinal evitando fezes ressecadas.
- Tem maior teor de ferro, de melhor assimilação.

Até quando amamentar?

Durante os 6 primeiros meses, você não terá problemas quanto à alimentação de seu bebê, pois o leite materno supre todas as suas necessidades.

Caso esteja oferecendo mamadeira, a partir de 4 meses, de acordo com a orientação do pediatra, inicie a complementação com papinha de legumes e suco de frutas. A evolução do apetite dos bebês, seu ritmo e suas necessidades são individuais, por isso é preciso estar atenta a essas mudanças. O bebê é o seu melhor guia.

Aos 6 meses ele estará mamando pelo menos quatro vezes ao dia e serão introduzidos outros alimentos em consistência pastosa. Aos 9 meses, com a utilização cada vez maior de alimentos sólidos, ele só deverá manter o leite materno nas mamadas da manhã e da noite. O desmame completo poderá se dar por volta de 1 ano, quando ele já estiver comendo comidas leves com quase todos os ingredientes que os adultos consomem. Mas, como já dissemos, cada bebê tem um desenvolvimento próprio, individual. É preciso observar e introduzir cada mudança aos poucos e com paciência.

Se após algumas semanas você achar que seu leite não é suficiente, antes de consultar o médico para introduzir a mamadeira, tente:
- Acomodar-se confortavelmente ao amamentar.
- Amamentar sempre que o bebê tiver fome.
- Sempre amamentar nos dois peitos.
- Dormir bastante e cuidar de sua alimentação.

A mamadeira
O pediatra é seu guia na escolha do leite ideal

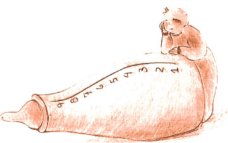

Se, por algum motivo, não for possível amamentar o seu bebê, será necessária a supervisão do pediatra para a introdução de outro leite e de complementos nutricionais. Após a sexta semana de vida, será necessário dar suco de laranja não ácida para suprir a necessidade de vitamina C.

Caso o bebê rejeite o suco, coloque-o numa seringa, sem agulha. Pressione aos poucos, com delicadeza, algumas gotas na boquinha do bebê. Em seguida, ofereça a mamadeira com leite para evitar que o suco seja expelido. Este procedimento também pode ser usado quando houver necessidade de dar-lhe algum medicamento.

A temperatura ideal do leite da mamadeira é a mesma do corpo. Para senti-la, deixe cair algumas gotas de leite no lado interno do pulso. O leite deverá estar morno. O tamanho ideal do furo do bico é aquele em que, inclinando-se a mamadeira, caem uma a duas gotas por segundo.

Aqueça a mamadeira em banho-maria. Não é aconselhável utilizar o forno de microondas.

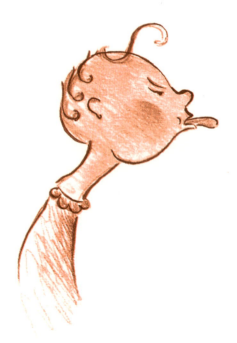
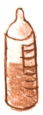

Sem assaduras, sem cólicas
Sua alimentação pode ajudar o bebê

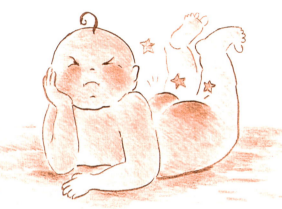

Várias podem ser as causas das assaduras: fraldas, produtos usados na lavagem das fraldas, sabonetes ou cremes. Porém, a alimentação da mãe é fundamental, pois ela pode transmitir ao leite substâncias que provocam assaduras e cólicas no bebê.

Enquanto estiver amamentando, evite consumir alimentos com alto teor de acidez e prefira legumes cozidos e frutas suaves como maçã, pera e melão. Nozes, temperos, chocolates ou sucos muito ácidos e produtos industrializados com determinados conservantes e estabilizantes, assim como alimentos que possam causar flatulência, devem ser igualmente evitados.

As cólicas dos três primeiros meses podem também ser decorrentes do fato de o sistema digestivo do recém-nascido ainda não estar totalmente desenvolvido. Para acalmar o bebê, quando ele estiver com cólicas, segure-o de bruços apoiado em seu braço e balance-o um pouco, pois o movimento ajuda a expelir os gases.

Diário da mamãe

Diário da mamãe

Diário da mamãe

Parte 2

Noções básicas sobre a saúde do bebê

Tudo muito limpinho

Asseio é fundamental para a saúde do bebê

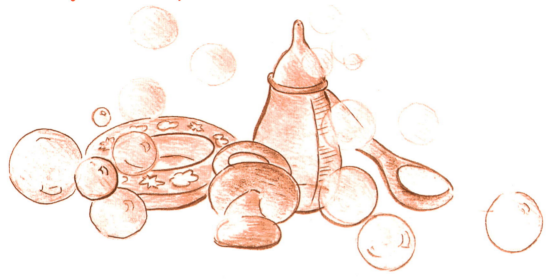

A higiene no preparo da comida do bebê é muito importante para preservá-lo de infecções:

- Mamadeiras e chupetas deverão ser lavadas com detergente e escova apropriada. Esfregue bem o bico com um pouco de sal, para retirar os resíduos, e enxágue. Por fim, faça a esterilização, deixando-as ferver numa panela com água por 10 minutos. Há equipamentos próprios para esterilização de mamadeiras.
- Lave muito bem as mãos antes de tocar os alimentos.
- Pratos, talheres e outros objetos usados para o bebê devem ser higienizados com água fervente.
- Não guarde sobras de leite para o dia seguinte.

Dentinhos saudáveis
Desde cedo é importante ter certos cuidados para uma dentição sadia

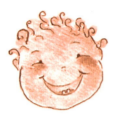 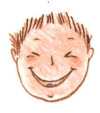 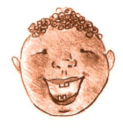 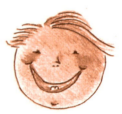

A mamadeira deve ser oferecida somente para alimentar ou matar a sede e não para servir de chupeta. Por isso o bebê não deve ficar no berço com a mamadeira mordiscando o bico.

Após a última refeição da noite, limpe os dentinhos com um cotonete umedecido com água. Depois não ofereça nenhum alimento além de água.

A criança deve consumir diariamente 300ml de leite no mínimo para suprir a necessidade de cálcio para a dentição.

Aos 6 meses nascem os primeiros incisivos inferiores. Com 1 ano o bebê já deverá ter todos os incisivos e os primeiros molares despontando. Porém, este tempo pode variar um pouco, de bebê para bebê.

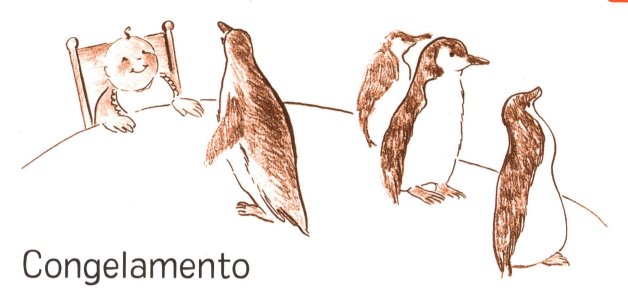

Congelamento

Alimentos congelados facilitam a vida, saiba como utilizá-los

É muito prático e mais econômico cozinhar a papinha do bebê em maior quantidade e congelar em pequenas porções.

Como congelar

Depois que a papinha estiver pronta, resfrie o mais rápido possível para manter suas propriedades e evitar a contaminação por bactérias.

Para isso, coloque a panela sem tampa dentro de um recipiente com água e gelo. Depois de fria, distribua a papinha às colheradas em bandejas de gelo esterilizadas. Cubra com filme de PVC e leve ao freezer até congelar.

Desenforme os cubinhos congelados e coloque em sacos plásticos próprios para congelamento. Identifique com a data e conserve no freezer por um mês, no máximo.

Para descongelar

Utilize retirando somente a quantidade de cubinhos necessária. Para descongelar, coloque na panela e leve diretamente ao fogo. Misture bem e verifique a temperatura antes de oferecer ao bebê.

Depois da refeição, jogue fora toda a comida que sobrou. Não guarde para reaproveitar ou reaquecer.

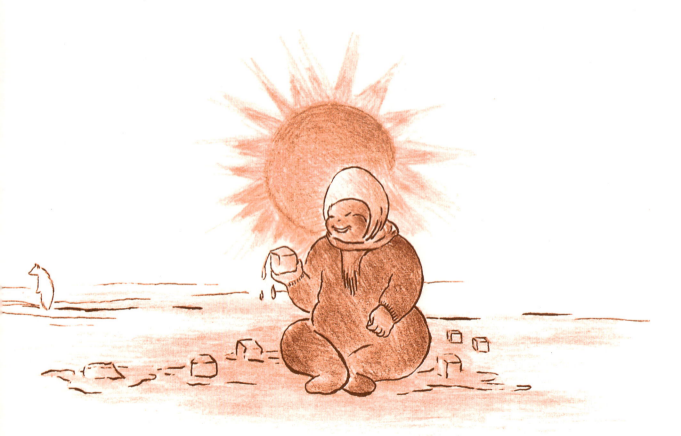

Congelando outros alimentos

Além da papinha, você pode congelar outros alimentos básicos ou pratos prontos. É importante estar atenta aos prazos de congelamento.

CARNES	Bovina Frango Peixe Bovina moída	10 meses 6 meses 6 meses 3 meses
FRUTAS	Ao natural Purê ou em calda	6 meses 8 meses
LEGUMES	Crus Cozidos	10 meses 3 meses
LATICÍNIOS	Manteiga sem sal Queijos gordurosos	8 meses 4 meses
MASSAS	3 meses	
PÃES	4 meses	
PAPINHAS	1 mês	

Depois de descongelados, os alimentos não podem voltar ao freezer e devem ser consumidos ou preparados em até 24 horas.

Não congele

Verduras de folha.

Massas sem molho.

Queijo branco e ricota.

Pudins e cremes engrossados com amido de milho.

Gelatinas e maioneses.

Batata crua ou cozida.

Alimentos que devem ser evitados

Até 6 meses

Açúcar e mel puro.
Alimentos com glúten.
Chocolates, doces, biscoitos e sorvetes.
Carnes.
Ovo (gema só a partir de 6 meses).
Frutas ácidas.
Frutas oleaginosas*.
Frituras.
Leite de vaca natural**.
Massas.
Refrigerantes.
Sal e condimentos.

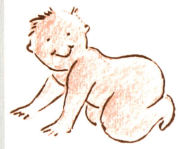

✗ 7 a 8 meses

Açúcar e mel puro.
Doces, sorvetes.
Clara de ovo.
Frutas ácidas.
Frutas oleaginosas*.
Frituras.
Massas.
Refrigerantes.
Muito sal e condimentos.

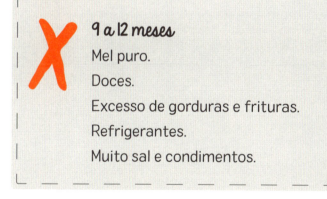

✗ 9 a 12 meses

Mel puro.
Doces.
Excesso de gorduras e frituras.
Refrigerantes.
Muito sal e condimentos.

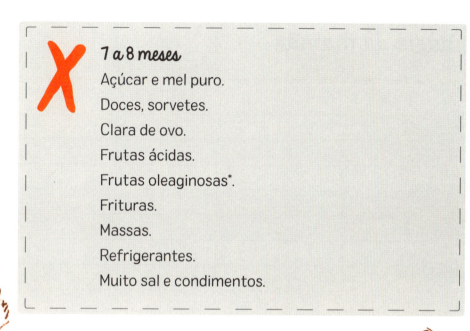

* Frutas oleaginosas: nozes, amendoim etc.
** O leite deve ser em pó (diluído ou modificado), conforme orientação do pediatra. O mesmo vale para o leite das papinhas e demais receitas.

Diário da mamãe

Diário da mamãe

Diário da mamãe

Parte 3

De 4 a 8 meses

Além do leite: os primeiros alimentos
A disciplina alimentar é para toda a vida

O desenvolvimento de hábitos alimentares corretos começa desde o nascimento. A alimentação do bebê é um ato simples e técnico, mas que exige paciência, dedicação e, sobretudo, disciplina, que será estabelecida por você.

O planejamento alimentar é essencial para que seu bebê tenha um dia tranquilo e um crescimento saudável. Com uma alimentação bem orientada e variada, seu filho vai criar hábitos alimentares corretos que o acompanharão durante toda a infância até a idade adulta.

A mamada da noite

Até o 3º ou 4º mês, você pode manter a mamada noturna. A partir daí, veja alguns procedimentos que ajudam o bebê a abandonar essa mamada:

- Ofereça todas as mamadas programadas do dia; mesmo que tenha de acordar o bebê. Lembre-se de que, se ele dormir durante o dia, vai acordar à noite sem sono e com fome.
- Dê o banho do bebê à noitinha pois é mais relaxante.
- Dê a última refeição num local sossegado.
- Se o bebê chorar durante a noite, ofereça-lhe um chá sem açúcar (ver receita "Chá repousante", p. 56).

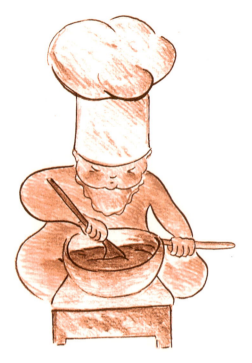

A primeira papinha

Entre 4 e 6 meses, se o bebê estiver tomando mamadeira, será necessário complementar a amamentação com a primeira papinha (p. 53). Consulte seu pediatra para iniciar o complemento na época certa.

Antes dessa idade não ofereça alimentos sólidos, pois o sistema digestivo do bebê ainda não está completamente desenvolvido.

Como vimos no capítulo anterior, as mamadas serão substituídas gradativamente por outros alimentos, até que, no final do 9º mês, o bebê estará recebendo praticamente só as mamadas da manhã e da noite. O ideal é desmamá-lo por completo só a partir de 1 ano, quando já tiver adquirido o hábito de beber no copo e de comer com a colher.

O uso da colher

Não se recomenda o uso da colher antes de 4 meses pois, até então, o bebê só tem o reflexo de sugar e ainda não consegue mastigar para engolir.

No início dessa fase, a papinha deve ser oferecida antes da mamada do almoço e depois complementada com o leite. Aos poucos, a quantidade da papinha deve ser aumentada até substituir por completo uma mamada.

Para as primeiras tentativas de introduzir o uso da colher, utilize alimentos ligeiramente adocicados como banana amassada, maçã ralada e purê de cenoura, pois seu sabor é mais semelhante ao do leite materno. É possível que o bebê estranhe não só o sabor, mas a consistência da papinha. Se ele recusar o alimento, tente dissolvê-lo com um pouco de suco de laranja não ácida para que fique mais líquido.

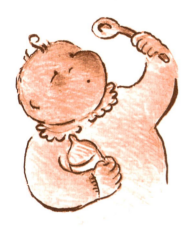

Tome certos cuidados ao iniciar o uso da colher:

- Acomode o bebê no colo pois, na posição de amamentação, ele vai se sentir mais confortável e seguro. Só quando seu filho já estiver aceitando comer com a colher, sente-o numa cadeirinha portátil do tipo bebê-conforto.
- A colher deve ser estreita e rasa para que o bebê possa "chupar" o alimento.
- Aproveitando o apetite inicial, comece oferecendo uma ou duas colheradas antes de uma mamada normal.
- Tenha paciência e calma nesta fase inicial e nunca force caso haja rejeição; seja apenas insistente e, no dia seguinte, ofereça-lhe novamente.

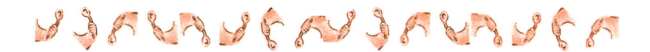

Após uma ou duas semanas seu bebê já estará consumindo cerca de 100g de papinha. Daí por diante comece a variar o legume e vá aumentando a quantidade de acordo com o apetite da criança. Antes de oferecer qualquer alimento, verifique sempre a temperatura, que deverá estar morna.

Não desanime se o bebê fizer caretas ou se recusar a comer determinado alimento. Ele está apenas estranhando a novidade. Experimente oferecer um prato semelhante no dia seguinte e, se for preciso, no próximo (não se preocupe em repetir a receita do dia anterior). É muito provável que ele se acostume com o gosto e passe a apreciar o alimento. A mamada da tarde deve começar a ser substituída por um mingau (p. 55).

A partir de 6 meses, é importante acrescentar gema de ovo e carne (sem gordura) para suprir a necessidade de ferro.

Suspenda imediatamente qualquer alimento novo, caso o bebê apresente dor de barriga ou algum problema digestivo, e consulte o pediatra.

Comer e crescer direitinho

Comer de tudo um pouco é o segredo para a boa alimentação

Alimentar é um ato de amor que exige disciplina e dedicação. A preservação dos nutrientes, indispensáveis ao organismo, requer conhecimentos sobre o manuseio de alimentos e sua preparação.

Sopas e papinhas industrializadas são muito úteis em diversas ocasiões como viagens, passeios ou quando a mamãe estiver muito atarefada. No entanto, as refeições preparadas em casa, com alimentos frescos, certamente, são mais saborosas. Elas despertam o apetite da criança, que tem a oportunidade de conhecer vários ingredientes e de aprender a ter suas preferências. No preparo das refeições do bebê, utilize legumes e frutas da estação.

É muito importante diversificar os sabores para que o paladar infantil se habitue a aceitar e a apreciar novos alimentos. O melhor indicador para o desenvolvimento saudável do seu filho é o seu crescimento e o aumento do peso.

Os nutrientes essenciais

Para suprir as necessidades diárias do organismo, a alimentação deve ser composta de nutrientes essenciais.

A água compõe 70% do nosso organismo. Além de fazer parte da composição das células, ela é responsável pela eliminação de detritos orgânicos. No sangue, a água transporta os nutrientes absorvidos pelo organismo para as células. Mas o bebê elimina água não apenas através dos rins, como também pela superfície da pele e pelos pulmões. Como ainda não possui grandes reservas de líquidos, ele precisa consumir água constantemente. Enquanto o bebê não souber pedir sozinho, sempre lhe ofereça água.

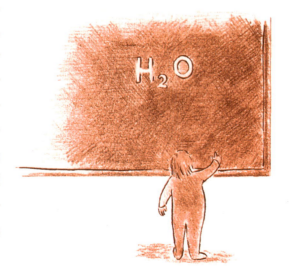

É fundamental que ela seja de ótima qualidade e fervida por 10 minutos após o início da fervura. Dê preferência à água mineral.

As **proteínas** são encontradas no leite e seus derivados, ovos e carnes (inclusive aves e peixes). No caso dos leites industrializados, é importante oferecer leites modificados – que são próximos à composição do leite materno, seguindo orientação do pediatra. As proteínas são indispensáveis ao corpo humano, pois fornecem os aminoácidos que servem de material construtor e renovador das células.

Os **glicídios** encontram-se nos cereais (farinha de arroz, aveia, amido de milho), frutas, legumes e tubérculos (batata, cará) e açúcares. A lactose é o glicídio do leite materno.

Os **lipídios** são as gorduras presentes na manteiga, margarina e óleo. Eles fornecem maior quantidade de energia que os demais nutrientes. A gordura é responsável por 50% da energia proporcionada pelo leite materno. Além dessa importante função, as gorduras transportam as vitaminas lipossolúveis A, D, E e K.

Os **sais minerais** são muito importantes para o organismo em crescimento, pois têm papel fundamental na formação dos ossos e no bom funcionamento dos órgãos.

As vitaminas são substâncias essenciais para o metabolismo, que é muito ativo no rápido crescimento do bebê. No leite materno elas estão na dosagem correta. No entanto, quando você iniciar a introdução de alimentos na dieta de seu filho, ele deverá receber as vitaminas hidrossolúveis (vitamina C e complexo B) presentes nas frutas e legumes.

Se houver necessidade de vitaminas sintéticas, elas deverão ser, sempre, receitadas pelo pediatra. Lembre-se de que qualquer vitamina consumida em excesso pode ser prejudicial à saúde.

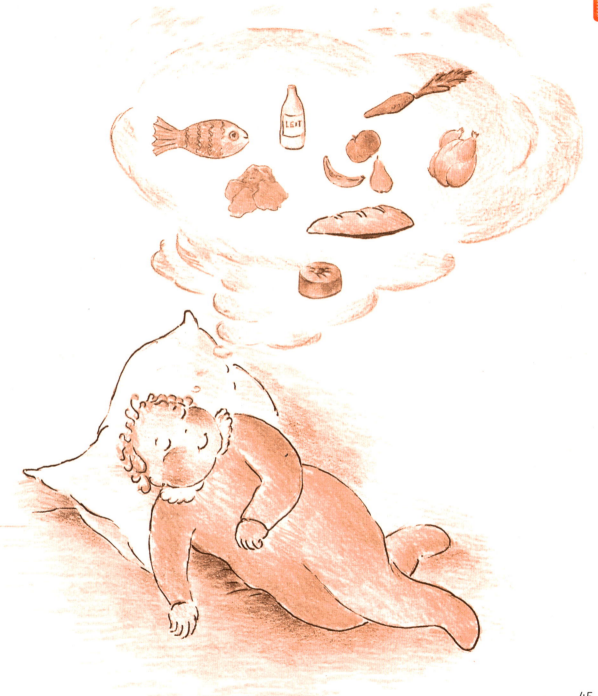

PRINCIPAIS VITAMINAS E SAIS MINERAIS

	INDISPENSÁVEIS PARA:	PRINCIPAIS FONTES:
Cálcio	Formação de ossos e dentes, coagulação sanguínea	Leite e derivados, peixes
Ferro	Formação da hemoglobina do sangue	Fígado e gema de ovo
Vitamina A	Peles e mucosas, boa visão, resistência a infecções	Frutas e vegetais com pigmentação amarelada e gema de ovo
Vitamina B	Boa digestão, bom funcionamento do sistema nervoso	Cereais, carnes magras, leite e derivados
Vitamina C	Vasos sanguíneos, assimilação do ferro, cicatrização da pele, resistência do organismo	Frutas e verduras frescas
Vitamina D	Formação de ossos e dentes, utilização do cálcio e fósforo pelos ossos	Sob ação do sol na pele, fixa o cálcio no organismo

RODA DE ALIMENTOS

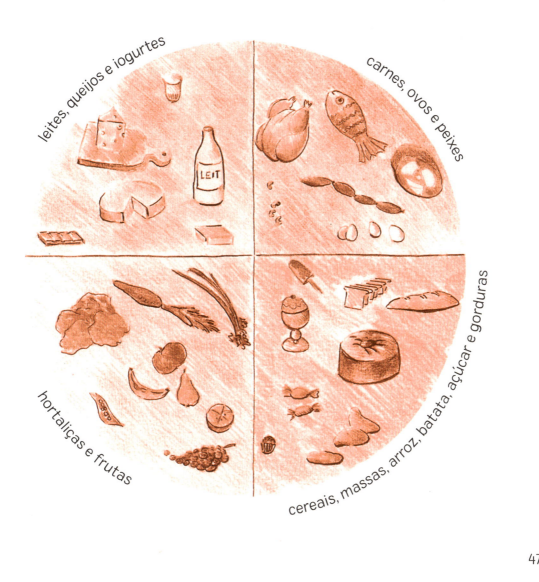

Diário da mamãe

Diário da mamãe

Diário da mamãe

Receitas a partir de 4 meses

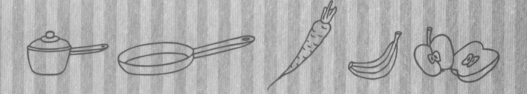

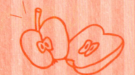

Suco de pera

- 1 pera pequena
- 1 xícara (chá) de suco de laranja-lima

Lave bem a pera, descasque e corte em pedaços. Bata no liquidificador. Junte o suco de laranja e passe na peneira fina.

Suco de maçã

- ½ maçã descascada e picada
- 2 gotas de limão
- 1 xícara (chá) de água filtrada fervida

Bata todos os ingredientes no liquidificador. Passe na peneira fina.

Primeira papinha

- 100g de batata ou 100g de cenoura ou 100g de mandioquinha (batata-baroa)
- 50ml de água filtrada
- 100g de carne bovina cortada em pedaços

Lave bem o legume escolhido e corte em pedaços. Coloque em uma panela com a água filtrada e a carne. Cozinhe até amaciar. Retire a carne e passe o restante na peneira. Sirva morna.

- Comece oferecendo 1 a 2 colheres (chá) de papinha por dia, antes da mamada do almoço.
- Aumente a quantidade até que o bebê esteja comendo 150g a 200g, quantidade suficiente para substituir a mamada do almoço.

- Enquanto não atingir essa quantidade, a refeição deve ser completada com leite (do peito ou mamadeira).
- Varie a papinha introduzindo um legume novo de cada vez.
- Aumente a variedade aos poucos.

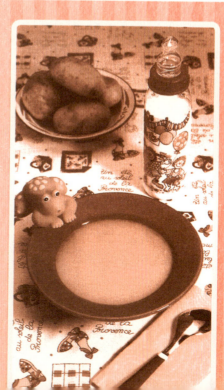

Suco de cenoura

- 1 cenoura pequena
- água filtrada fervida

Lave bem a cenoura, raspe a casca e rale no ralador. Esprema em pano fino ou gaze. Misture com água em partes iguais. Se preferir, ofereça o suco de cenoura puro, sem misturar água.

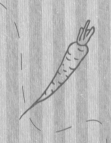

Suco de laranja-lima

- 1 laranja-lima

Lave bem e corte a laranja ao meio. Esprema e passe o suco na peneira fina. Ofereça 1 colher de chá (5ml). Aumente aos poucos até 50ml, uma vez ao dia.

Primeiro mingau

RENDE 2 PORÇÕES

- 200ml de leite
- 1 colher (sopa) rasa de amido de milho ou creme de arroz

Em uma panela, coloque todos os ingredientes, misture e leve ao fogo, mexendo até engrossar. Coloque na mamadeira e deixe amornar antes de servir.

Variações (a partir de 5 meses): acrescente 3 colheres (sopa) de maçã ralada ou ½ banana amassada.

Fruta amassada

- 1 maçã ou pera

Lave bem a fruta, corte-a ao meio e raspe a polpa com uma colherzinha. Sirva a seguir. Na primeira vez, ofereça apenas 1 colher de chá. Aumente a quantidade aos poucos.

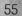

55

Chá repousante

- 1 colher (chá) de maçã (desidratada)
- 1 colher (café) de erva-doce
- 1 colher (café) de erva-cidreira
- 200ml de água filtrada fervente

Coloque a maçã, a erva-doce e a erva-cidreira numa panelinha. Junte a água fervente e ferva por 2 minutos. Deixe descansar por 10 minutos e coe colocando na mamadeira. Deixe esfriar.

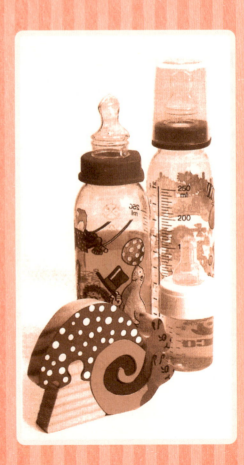

Receitas
a partir de
5
meses

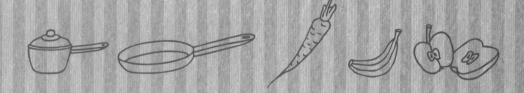

Creme de beterraba

- 500g de beterraba
- 500ml de água filtrada
- 1 colher (sopa) de cebola picada
- 1 xícara (chá) de leite
- 1 colher (sopa) de manteiga
- 1 colher (sopa) rasa de amido de milho

Lave, descasque e corte a beterraba em pedaços. Cozinhe com a água até amolecer. Bata no liquidificador com a cebola. Coloque numa panela, junte o leite, a manteiga e o amido de milho. Cozinhe, mexendo até engrossar. Sirva morno.

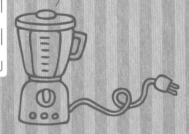

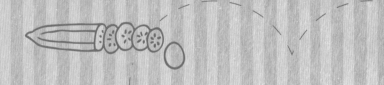

Papa de legumes

RENDE 4 PORÇÕES

- 1 cenoura pequena
- 2 mandioquinhas (batata-baroa) pequenas
- 1 batata média
- 1 ½ xícara (chá) de água filtrada
- 1 xícara (chá) de leite

Lave bem e descasque os legumes. Corte em cubos e coloque numa panela. Junte a água e cozinhe em fogo baixo por 20 minutos. Passe na peneira e acrescente o leite. Volte ao fogo por mais dois minutos. Deixe esfriar. Sirva morna.

Sopa creme de espinafre

RENDE 2 PORÇÕES

- 1 colher (sopa) de cebola ralada
- 1 colher (chá) de manteiga
- ½ xícara (chá) de espinafre aferventado, escorrido e batido
- ½ xícara (chá) de leite
- 1 colher (sopa) de amido de milho

Refogue a cebola na manteiga, junte o espinafre e cozinhe por um minuto. Acrescente o leite misturado com o amido e mexa em fogo baixo até engrossar. Sirva morno.

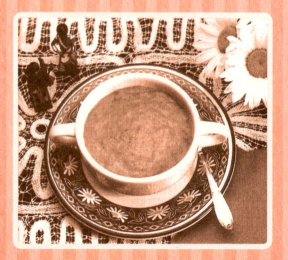

Creme de ervilha

RENDE 2 PORÇÕES

- 1 xícara (chá) de ervilhas frescas ou congeladas
- ½ cebola (pequena) picada
- 2 xícaras (chá) de água filtrada
- ½ xícara (chá) de leite

Cozinhe as ervilhas com a cebola e a água até amaciarem. Retire do fogo e bata no liquidificador com o leite. Sirva morno.

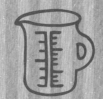

Suco de beterraba

- ½ beterraba média
- ½ xícara (chá) de água filtrada fervida
- 1 xícara (chá) de suco de laranja-lima

Lave, descasque e corte a beterraba em pedaços. Bata no liquidificador com a água. Junte o suco de laranja e passe na peneira. Sirva em seguida.

Banana amassada

- 1 banana

Lave bem, descasque e amasse a fruta com um garfo. Na primeira vez ofereça uma colher de chá. Aumente a quantidade aos poucos.

Receitas a partir de 6 meses

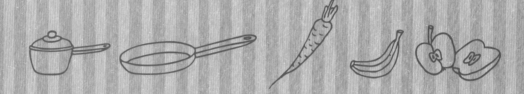

Creme de legumes

RENDE 6 PORÇÕES

- 100g de peito de frango
- 1 colher (sopa) de cebola picada
- 2 xícaras (chá) de água filtrada
- 1 cenoura pequena
- 2 mandioquinhas (batata-baroa) pequenas
- 2 xícaras (chá) de leite

Cozinhe o peito de frango com a cebola e a água por 20 minutos, em fogo baixo e com a panela tampada. Junte os legumes picados e cozinhe por mais 15 minutos. Acrescente o leite e bata no liquidificador. Sirva morna.

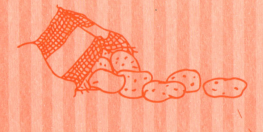

Sopa creme de queijo

RENDE 2 PORÇÕES

- 2 colheres (sopa) de cebola ralada
- 1 colher (sopa) de manteiga
- 3 xícaras (chá) de água filtrada
- 2 colheres (sopa) de amido de milho
- 1 xícara (chá) de leite
- 1 xícara (chá) de queijo branco fresco, ralado

Refogue a cebola com a manteiga. Junte a água e o amido dissolvido no leite. Quando levantar fervura, retire do fogo e misture o queijo, até desmanchar bem. Sirva morna.

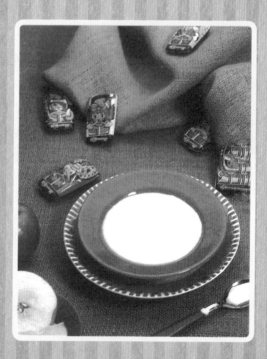

Sopa creme de abóbora

RENDE 2 PORÇÕES

- 1 xícara (chá) de abóbora picada
- 2 tomates (sem pele e sem sementes) picados
- 1 colher (sopa) de cebola picada
- 2 xícaras (chá) de água filtrada
- 1 xícara (chá) de leite
- 1 colher (sopa) de amido de milho

Cozinhe a abóbora, os tomates e a cebola com a água por 20 minutos. Bata no liquidificador com o leite e o amido. Volte ao fogo, mexendo até levantar fervura. Sirva morna.

gema cozida

- 1 ovo
- água filtrada fervida

Lave o ovo e coloque na panela. Cubra com água e cozinhe por 15 minutos, após levantar fervura. Retire a gema, amasse-a com um garfo e misture com 1 colher (chá) de água filtrada fervida. Inicie oferecendo ao bebê uma colher (chá) de gema. A cada três dias, aumente uma colher (chá) até completar ½ gema por dia. Ofereça duas vezes por semana ½ gema de ovo cozido misturado na sopa de legumes ou no mingau de frutas.

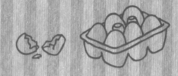

Mingau de aveia

- 1 xícara (chá) de leite
- 1 colher (sobremesa) de aveia em flocos finos

Numa panela, coloque todos os ingredientes, misture e leve ao fogo, mexendo até engrossar. Coloque no prato e deixe esfriar.

Mingau de fubá

- 1 xícara (chá) de leite
- 1 colher (sobremesa) de fubá

Coloque os ingredientes em uma panela. Leve ao fogo, mexendo até engrossar. Coloque no prato e deixe esfriar antes de servir.

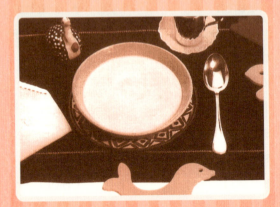

Mingau de aveia com maçã

- 1 xícara (chá) de leite
- 2 colheres (sopa) de aveia em flocos finos
- 1 maçã pequena

Coloque o leite e a aveia em uma panela e leve ao fogo. Mexa até engrossar e cozinhe por 1 minuto. Deixe descansar por 3 a 4 minutos. Lave bem e descasque a maçã. Rale a polpa no ralador fino e junte ao mingau. Sirva.

Mingau furtacor

- 1 banana ou 1 fatia de mamão ou 5 morangos
- 2 colheres (sopa) de farinha láctea
- 1 xícara (chá) de leite

Amasse a fruta escolhida com um garfo. Junte o leite e a farinha láctea, mexendo sempre. Sirva no prato. Varie, substituindo as frutas.

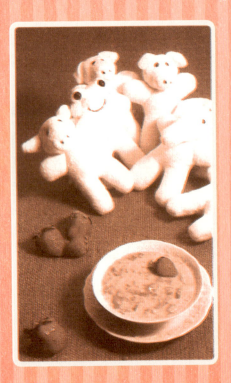

Suco de melancia e maçã

- 1 xícara (chá) de melancia em pedaços
- 3 gotas de suco de limão
- ½ maçã descascada

Bata todos os ingredientes no liquidificador. Sirva a seguir.

Suco de mamão e laranja

- 1 fatia de mamão
- 1 xícara (chá) de suco de laranja-lima

Descasque e corte o mamão em pedaços. Bata no liquidificador com o suco de laranja. Sirva a seguir.

Suco nutritivo

- ½ tomate
- ½ cenoura pequena
- 1 xícara (chá) de água filtrada fervida
- suco de ½ laranja-lima

Bata no liquidificador o tomate e a cenoura com a água. Junte o suco de laranja. Passe na peneira e sirva em seguida.

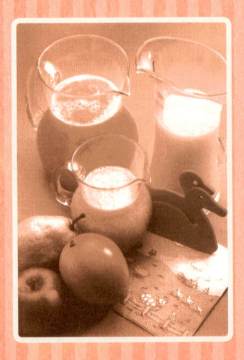

Suco suave
RENDE 3 PORÇÕES

- 1 fatia de melão
- 1 pera pequena
- ½ xícara (chá) de água filtrada fervida
- 1 xícara (chá) de suco de laranja-lima

Lave as frutas, descasque e corte em pedaços. Bata no liquidificador com a água. Junte o suco de laranja e sirva a seguir.

Receitas a partir de 7 meses

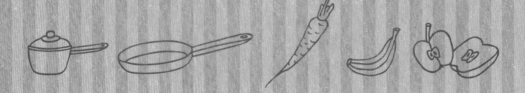

Sopa de mandioca e agrião

RENDE 4 PORÇÕES

- 1 xícara (chá) de mandioca limpa e picada
- 2 xícaras (chá) de água filtrada
- 100g de peito de frango
- 1 colher (sopa) de cebola picada
- 1 xícara (chá) de folhas de agrião

Cozinhe a mandioca com a água, o frango e a cebola, com a panela tampada, por 20 minutos. Retire o frango e desfie bem. Bata o restante no liquidificador com o agrião. Junte o frango. Sirva morna.

Batata com couve-flor

- 1 xícara (chá) de água filtrada
- 1 batata em cubinhos
- 150g de couve-flor
- 1 colher (chá) de manteiga
  1 colher (chá) de salsa picadinha
- ½ gema

Numa panela, coloque a água, a batata e a couve-flor. Cozinhe por 15 minutos em fogo baixo. Acrescente a manteiga, a salsa e a gema. Amasse tudo ligeiramente. Deixe levantar fervura novamente.
Sirva morna.

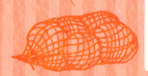

Mingau de sagu

- 1 colher (sobremesa) de sagu
- 1 xícara (chá) de leite

Deixe o sagu de molho no leite por 1 hora. Leve ao fogo mexendo até engrossar. Coloque no prato e deixe esfriar.

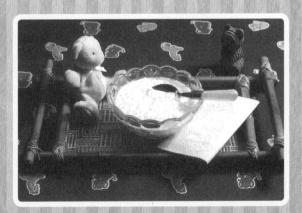

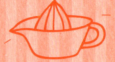

Queijinho doce

- 1 fatia de queijo branco
- 2 colheres (sopa) de suco de laranja-lima
- 1 colher (sopa) de farinha láctea

Amasse bem o queijo com o garfo. Junte o suco de laranja e a farinha láctea. Mexa até adquirir uma consistência cremosa.

Rosebelle
(vitamina de beterraba)

RENDE 4 PORÇÕES

- ½ cenoura pequena
- ½ maçã pequena
- 1 fatia de mamão
- 1 pedaço pequeno de beterraba
- 1 xícara (chá) de água filtrada fervida
- 1 xícara (chá) de suco de laranja-lima

Lave e descasque a cenoura, a maçã, o mamão e a beterraba. Corte em pedaços e bata no liquidificador com a água. Junte o suco de laranja e sirva a seguir.

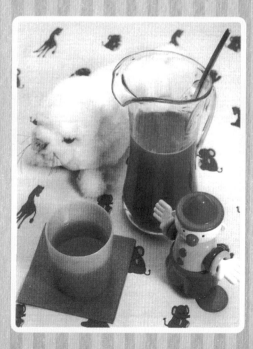

Suco de manga

- 1 xícara (chá) de manga em pedaços
- ½ xícara (chá) de suco de laranja-lima

Bata no liquidificador a manga com o suco. Sirva a seguir.

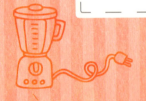

Receitas a partir de 8 meses

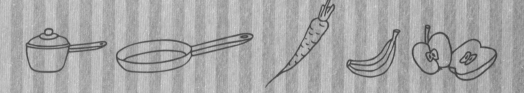

Sopa creme de frango

RENDE 2 PORÇÕES

- 200g de peito de frango
- ½ cebola (pequena)
- ½ cenoura (média) picada
- 2 galhinhos de salsa
- 2 xícaras (chá) de água filtrada
- 1 pitada de sal
- ½ xícara (chá) de leite

Cozinhe o frango, a cebola, a cenoura e a salsa com a água por 15 minutos. Retire o frango e coe o caldo. Pique bem o frango e volte ao fogo com o caldo coado, o sal e o leite até levantar fervura. Sirva morna.

Sopa creme de inhame

RENDE 6 PORÇÕES

- 500g de inhame
- 1 litro de água filtrada
- 1 cebola média
- 100g de carne em pedaços
- 1 pitada de sal
- 2 colheres (sopa) de salsa picadinha

Lave, descasque e corte o inhame em pedaços. Cozinhe com os demais ingredientes até a carne amaciar. Retire a carne e corte em pedacinhos. Reserve. Bata o restante no liquidificador. Junte a carne picada. Sirva morno.

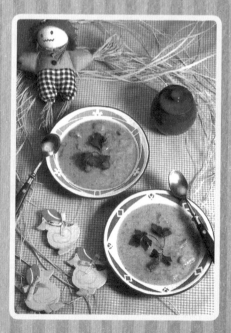

Bolinho de peixe

RENDE 10 UNIDADES

- 100g de filé de peixe (sem espinha)
- 1 xícara (chá) de água filtrada
- 1 batata pequena descascada e picada
- 1 ovo
- 1 colher (chá) de cebola ralada
- 1 colher (chá) de salsa picadinha
- 1 colher (café) de manteiga
- 1 pitada de sal

Cozinhe o peixe com a água e a batata por 5 minutos. Escorra e amasse bem com o garfo. Junte o ovo, a cebola, a salsa, a manteiga e o sal, amassando bem. Coloque a mistura às colheradas numa assadeira untada, e leve ao forno médio até dourar. Sirva morno.

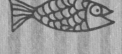

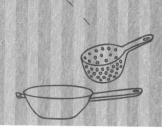

Peixinho desfiado

- 50g de filé de peixe (sem espinha)
- 1 pitada de sal
- 1 tomate pequeno picado
- 1 colher (chá) de salsa picadinha
- 1 colher (chá) de água filtrada
- 1 colher (sopa) rasa de amido de milho
- ½ xícara (chá) de leite

Cozinhe o peixe com o sal, o tomate, a salsa e a água por 5 minutos. Retire o peixe, desfie e reserve. Coe o caldo na peneira e volte à panela. Junte o amido de milho dissolvido no leite e leve ao fogo, mexendo até levantar fervura. Junte o peixe. Sirva morno.

Mousse de cenoura com canela

- ½ xícara (chá) de leite
- ½ xícara (chá) de suco de cenoura
- 1 colher (sopa) rasa de amido de milho
- 1 pitada de canela em pó

Numa panelinha, coloque todos os ingredientes e leve ao fogo mexendo até levantar fervura. Deixe esfriar.

Pudim de frutas da tia Marga

RENDE 2 PORÇÕES

- 1 banana amassada com o garfo
- ½ maçã ralada
- ½ xícara (chá) de suco de laranja-lima
- ½ xícara (chá) de leite
- 1 colher (sopa) de amido de milho

Junte todos os ingredientes numa panelinha. Leve ao fogo mexendo até levantar fervura. Coloque em tigelinhas e deixe esfriar. Leve à geladeira até endurecer.

Diário da mamãe

Parte 4

De 9 meses a 1 año

O convívio à mesa

Alimentar-se sozinho, além de ser divertido, é o primeiro passo para a independência da criança. Depois da fase inicial de adaptação, é importante que seu bebê aprenda a comportar-se bem à mesa, para transformar desde cedo a refeição num agradável momento social.

Esse aprendizado, além de dar segurança e autoafirmação ao bebê, é importante para uma alimentação saudável. Você não deve irritar-se com a sujeira, que é inevitável nesta fase. Seja firme, mas com doçura e paciência.

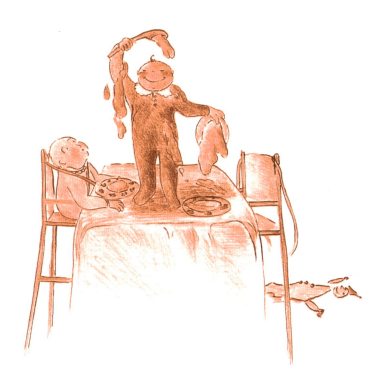

O cadeirão

Quando o bebê estiver firme para sentar, o que ocorre geralmente por volta do final do 8º mês, poderá começar a usar o cadeirão. Acostume-o aos poucos. Se ele estranhar no início, não o obrigue a ficar sentado, com o tempo isso se tornará um ato natural.

Uma vez adaptado, deixe-o participar da refeição em família, encostando o cadeirão sempre no mesmo lugar à mesa e com seus próprios utensílios. Ele deve sentir que faz parte da família e vai aprender muito só de observar os outros, mesmo que tenha uma alimentação diferenciada.

Use sempre as alças de segurança e nunca deixe o bebê sozinho no cadeirão.

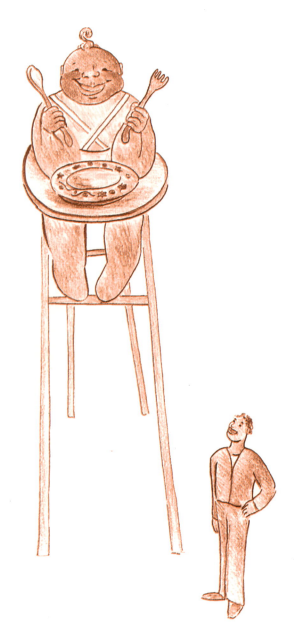
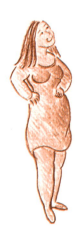

Tome certos cuidados para facilitar a limpeza após a refeição:

- Cubra o chão embaixo do cadeirão com uma toalha plástica ou lençol velho.
- Coloque na criança um babador grande ou com mangas.
- Use pratos e copos de material inquebrável.
- Enquanto estiver servindo a refeição, deixe que ele segure outra colher ou algum brinquedo para que não agarre a colher cheia.

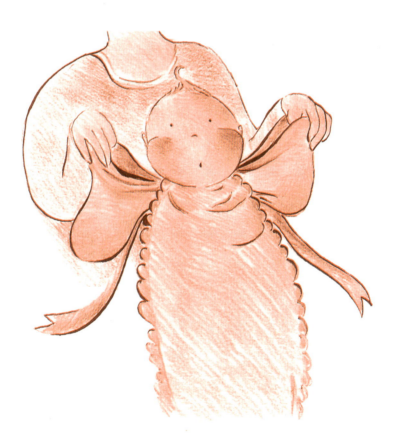

O que muda na alimentação

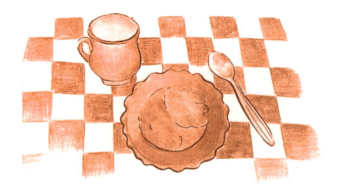

A partir do 9º mês, os mingaus já podem ter alimentos picados e as papinhas devem ficar mais espessas.

Nesta idade o bebê deve fazer três refeições principais ao dia e, nos intervalos, dois a três lanches à base de mingau, iogurte e frutas. Comece a utilizar o copo em vez da mamadeira.

Não ofereça biscoitos e doces logo após as refeições, senão ele vai aprender que, recusando o alimento salgado, receberá o doce a seguir. Lembre-se de que doces, farinhas e certos alimentos em excesso engordam. Prefira frutas ou uma cenourinha, por exemplo. Não dê bebidas ao bebê durante as refeições, pois ele ficará satisfeito antes de terminar de comer.

Em alguns dias a criança pode estar com menos apetite do que em outros. Não se preocupe. Nessa idade essas variações de apetite são normais.

Se o bebê estiver irritado ou chorando, tente distraí-lo, não vá logo dando comida. Observe-o com atenção. Pode ser alguma dor, sono ou ele pode estar apenas querendo a sua atenção.

Doze meses – o primeiro aniversário

Por volta do primeiro aninho, o bebê já pode consumir os mesmos alimentos dos adultos, desde que sejam leves e de fácil digestão.

    É importante que ele tenha diariamente uma dieta bem variada, com pelo menos dois ingredientes de cada um destes grupos de alimentos: frutas e vegetais; pães, cereais, massas, arroz e batatas; leites, queijos e demais laticínios; carnes (brancas e vermelhas), ovos, manteiga, grãos e leguminosas (veja Roda de Alimentos, p. 47).

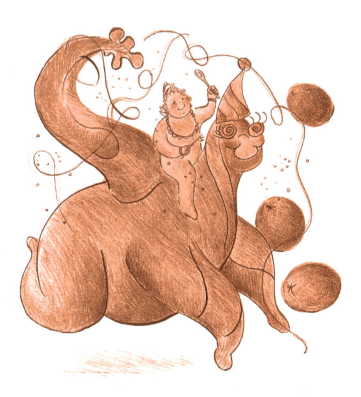

Diário da mamãe

Diário da mamãe

Diário da mamãe

Receitas a partir de 9 meses

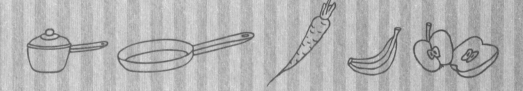

Suflê de legumes

RENDE 6 PORÇÕES

- 1 batata média
- 1 cenoura pequena
- 1 chuchu pequeno
- 1 colher (sopa) de cebola ralada
- 1 colher (chá) de manteiga
- 1 ½ xícara (chá) de leite
- 3 gemas
- 3 claras em neve
- 1 pitada de sal

Lave e descasque os legumes. Corte-os em pedaços e refogue com a cebola e a manteiga. Amasse com um garfo. Reserve. Numa tigela misture o leite com as gemas. Junte os legumes amassados. Acrescente as claras em neve e o sal, misturando delicadamente.

Coloque numa forma ou forminhas de suflê untadas e enfarinhadas. Leve ao forno médio por 30 minutos.

Panqueca de cenoura

RENDE 8 UNIDADES

- 1 ovo
- ½ cenoura pequena picada
- ½ xícara (chá) de leite
- 1 colher (chá) de manteiga
- ½ xícara (chá) de farinha de trigo
- 1 pitada de fermento em pó
- 1 pitada de sal

Bata todos os ingredientes no liquidificador. Numa frigideira pequena, ligeiramente untada e quente, coloque meia concha de massa e gire levemente para cobrir o fundo. Quando as beiradas começarem a soltar, vire para dourar do outro lado. Repita até terminar a massa. Sirva morna.

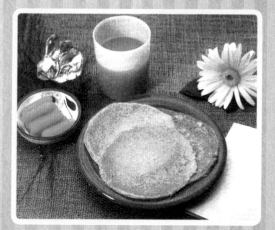

Espinaguete

RENDE 2 PORÇÕES

- 50g de espaguete
- 1 colher (chá) de manteiga
- 1 xícara (chá) de folhas de espinafre
- 2 colheres (sopa) de ricota
- 1 tomate
- 1 pitada de sal

Cozinhe o espaguete em água e sal por 5 minutos. Escorra e misture com a manteiga. Abafe o espinafre na panela, escorra e pique bem. Coloque o tomate por 1 minuto na água quente ou espete com um garfo e passe-o de todos os lados na chama do fogão. Retire a pele e as sementes. Pique bem e misture com o espinafre, a ricota e o sal. Junte o espaguete e misture bem. Sirva morno.

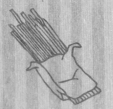

Sopinha especial

RENDE 4 PORÇÕES

- 200g de carne (músculo ou patinho) em cubinhos
- 1 colher (sopa) de cebola picadinha
- 1 litro de água filtrada
- 2 batatas médias raladas
- 1 xícara (chá) de folhas de agrião picadinhas
- 1 pitada de sal

Em uma panela de pressão, cozinhe a carne com a cebola e a água por 20 minutos. Retire e desfie a carne. Volte à panela. Junte a batata, o agrião e cozinhe destampada por 10 minutos. Tempere com o sal. Sirva morna.

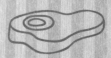

Forminha de fígado

RENDE 3 PORÇÕES

- 250g de fígado de frango
- 1 colher (chá) de manteiga
- 2 colheres (sopa) de cebola ralada
- 1 ½ xícara (chá) de leite
- 2 colheres (sopa) rasas de farinha de trigo
- 1 ovo
- 1 colher (sopa) de salsa picadinha
- 1 pitada de sal

Limpe e lave bem o fígado. Frite ligeiramente com a manteiga. Junte a cebola e refogue um pouco. Bata no liquidificador com o leite, a farinha e o ovo. Junte a salsa e tempere com sal. Coloque a massa em forminhas refratárias untadas e leve ao forno médio por 20 minutos. Sirva morna.

Ovos gratinados

RENDE 2 PORÇÕES

- 2 ovos cozidos cortados ao meio
  MOLHO:
- 1 colher (sopa) de cebola ralada
- 1 colher (chá) de manteiga
- 1 colher (sopa) rasa de amido de milho
- 1 xícara (chá) de leite
- 1 pitada de sal
- 1 colher (chá) de salsa picadinha
- 1 colher (chá) de queijo parmesão ralado

Coloque os ovos numa forma refratária pequena. Reserve. Prepare o molho: refogue a cebola com a manteiga. Junte o amido dissolvido no leite e o sal, mexendo até engrossar. Junte a salsa. Espalhe sobre os ovos e polvilhe com o queijo. Leve ao forno médio por 10 minutos. Sirva morno.

Risoto de cenoura

RENDE 2 PORÇÕES

- 1 cenoura pequena
- 1 colher (chá) de manteiga
- 2 colheres (sopa) de arroz
- 1 xícara (chá) de água filtrada (250ml)
- 40g de queijo branco fresco ralado grosso
- 2 colheres (sopa) de suco de laranja
- 1 pitada de sal

Lave e descasque a cenoura. Rale-a no ralador grosso. Refogue com a manteiga. Junte o arroz, lavado e escorrido, e a água. Acrescente o queijo, o suco de laranja e o sal, misturando bem. Tampe e cozinhe em fogo baixo por 20 minutos. Sirva morno.

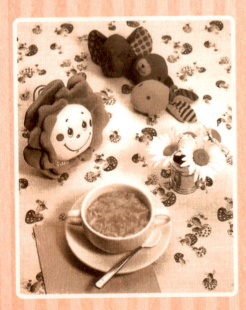

Legumes gratinados

RENDE 2 PORÇÕES

- 1 cenoura pequena ralada
- 1 batata pequena ralada
- ½ xícara (chá) de vagem em rodelas finas
- ½ xícara (chá) de queijo branco fresco amassado

MOLHO:
- 1 xícara (chá) de leite
- 1 colher (sopa) de amido de milho
- ½ colher (sopa) de manteiga
- 1 pitada de sal

Prepare o molho: Leve ao fogo o leite com o amido, mexendo até engrossar. Retire do fogo e junte a manteiga e o sal. Reserve.

Em uma forma refratária pequena, coloque os legumes intercalando com o molho e o queijo. Leve ao forno médio por 20 minutos. Sirva morno.

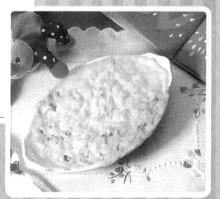

Doce de abóbora

RENDE 4 PORÇÕES

- 500g de abóbora em cubos
- 2 colheres (sopa) de açúcar
- 1 cravo-da-índia

Numa panela, coloque todos os ingredientes e cozinhe em fogo baixo até amaciar. Retire o cravo e amasse com o garfo ou passe pela peneira. Deixe esfriar. Cubra e conserve na geladeira. Sirva à temperatura ambiente.

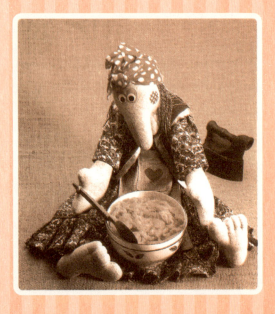

Doce de cenoura

RENDE 4 PORÇÕES

- 500g de cenoura
- ½ xícara (chá) de água filtrada
- 1 colher (sopa) de mel
- 1 pitada de raspas de casca de limão

Cozinhe a cenoura com a água até amaciar. Passe na peneira e coloque numa panela. Junte o mel e as raspas de limão. Cozinhe mexendo até aparecer o fundo da panela. Deixe esfriar. Cubra e conserve na geladeira.

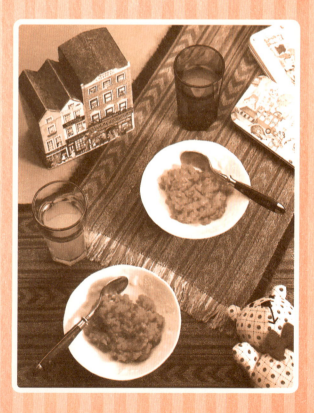

Panqueca de maçã

RENDE 20 UNIDADES
(PARA 10 UNIDADES, REDUZA PELA METADE OS INGREDIENTES DA RECEITA)

MASSA:
- 1 xícara (chá) de leite
- 2 ovos
- 1 xícara (chá) de farinha de trigo
- 1 pitada de sal

RECHEIO:
- 1 xícara (chá) de leite
- 2 colheres (sopa) de amido de milho
- 2 maçãs descascadas e raladas
- 1 pitada de raspas de casca de limão
- 1 pitada de canela em pó
- 1 colher (chá) de manteiga

Massa: Bata no liquidificador todos os ingredientes. Numa frigideira pequena, ligeiramente untada e quente, coloque meia concha de massa, de cada vez, e gire levemente para cobrir o fundo. Quando as beiradas começarem a soltar, vire para dourar do outro lado. Repita até terminar a massa. Reserve.

Recheio: Leve ao fogo o leite e o amido, mexendo até engrossar. Junte as maçãs, as raspas de limão e a canela. Mexa até levantar fervura. Acrescente a manteiga e retire do fogo. Deixe esfriar. Recheie as panquecas e enrole. Sirva-as mornas.

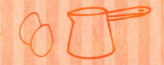

Biscoitinho de limão

RENDE APROXIMADAMENTE 30 UNIDADES

- ½ xícara (chá) de manteiga
- 3 colheres (sopa) de açúcar
- 1 gema
- 1 colher (sopa) de leite
- 1 xícara (chá) de farinha de trigo
- 1 pitada de sal
- 1 colher (café) de raspas de casca de limão

Bata a manteiga com o açúcar e a gema. Junte o leite, a farinha, o sal e as raspas de limão. Amasse bem, cubra e deixe descansar na geladeira por 30 minutos. Abra a massa com o rolo sobre uma superfície enfarinhada e corte em quadradinhos. Coloque numa assadeira untada e leve ao forno médio por 15 minutos. Retire do forno e desenforme após 5 minutos.

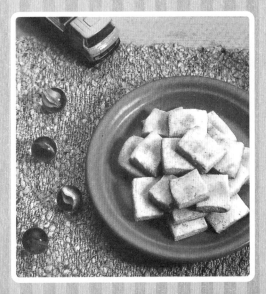

gemada da vovó
RENDE 1 PORÇÃO

- 1 gema crua
- 1 colher (chá) de açúcar
- 1 xícara (chá) de leite quente
- 2 gotas de essência de baunilha

Numa tigela funda, bata bem a gema com o açúcar. Despeje o leite e a baunilha, misturando bem. Sirva morna.

Creme de abacate
RENDE 1 PORÇÃO

- 1 xícara (chá) de leite
- ½ xícara (chá) de polpa de abacate
- 1 colher (chá) de açúcar (opcional)

Bata todos os ingredientes no liquidificador. Sirva a seguir.

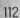

Arroz-doce

RENDE 2 PORÇÕES

- 2 colheres (sopa) de arroz
- 1 xícara (chá) de água filtrada
- 1 xícara (chá) de leite
- 1 colher (sopa) de açúcar
- 1 gema ligeiramente batida

Lave bem o arroz e coloque numa panelinha. Junte a água, tampe e cozinhe em fogo baixo até quase secar. Acrescente o leite e cozinhe até ficar macio. Junte o açúcar e a gema, misture bem e retire do fogo. Sirva morno ou frio.

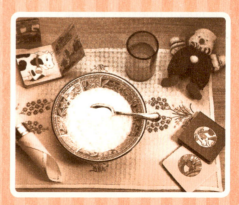

Banana cremosa

RENDE 2 PORÇÕES

- 2 bananas maduras
- 1 colher (chá) de suco de limão
- 1 colher (sopa) de açúcar
- 1 xícara (chá) de leite
- 1 colher (sopa) de amido de milho
- 1 pitada de canela em pó

Descasque e corte as bananas ao meio no sentido do comprimento, passe no suco de limão. Num refratário pequeno untado, coloque as fatias de banana e polvilhe com ½ colher (sopa) de açúcar. Leve ao forno médio por 10 minutos. Reserve. Leve ao fogo o leite com o amido e o açúcar restante, mexendo até engrossar. Espalhe sobre a banana e polvilhe com a canela. Sirva morna ou fria.

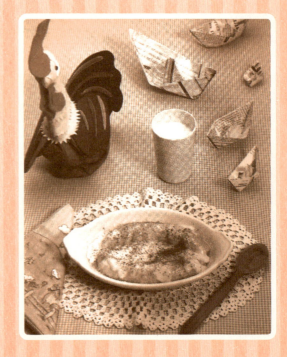

Minibolo

RENDE 6 A 8 UNIDADES

- 1 colher (sopa) de manteiga
- 4 colheres (sopa) de açúcar
- 1 pitada de sal
- 1 ovo
- 1 xícara (chá) de amido de milho
- ½ colher (chá) de fermento em pó

Bata a manteiga com o açúcar, o sal e o ovo. Acrescente o amido de milho e o fermento, misturando bem. Coloque em forminhas de empadas, untadas e enfarinhadas, até a metade. Coloque numa assadeira e leve ao forno médio por 25 minutos. Desenforme ainda quente. Sirva morno.

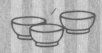

Creme de mandioquinha

- 1 xícara (chá) de mandioquinha (batata-baroa) em rodelas
- 1 colher (sopa) de açúcar
- 3 ½ xícaras (chá) de leite
- 2 colheres (sopa) cheias de amido de milho
- 1 pitada de canela em pó

Numa panela, coloque a mandioquinha, o açúcar, o leite e cozinhe em fogo baixo até amolecer. Deixe esfriar e bata no liquidificador com o amido. Coloque numa panela e leve ao fogo, mexendo até engrossar. Distribua em copinhos e polvilhe com a canela. Sirva morno ou frio.

Receitas a partir de 10 meses

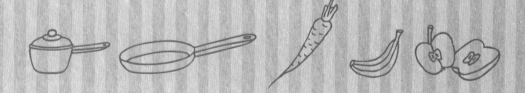

Sopa de frango com brócolis

RENDE 6 PORÇÕES

- 200g de frango (sem pele) em pedaços
- 3 galhos de salsa
- 1 cebola pequena
- ½ litro de água filtrada
- 1 batata média em cubinhos
- 1 cenoura em cubinhos
- 50g de brócolis
- 30g de macarrão curto (para sopa)
- 1 pitada de sal

Lave bem o frango e a salsa. Coloque-os na panela de pressão com a cebola, descascada e cortada ao meio, e a água. Cozinhe por 20 minutos. Retire o frango, deixe esfriar e desosse. Corte em pedacinhos. Coe o caldo e devolva-o à panela. Junte a batata, a cenoura e cozinhe destampada por 20 minutos. Acrescente os brócolis e o macarrão e tempere com sal. Cozinhe por mais 5 minutos. Sirva morna.

Sopa cremosa de tomate

RENDE 2 PORÇÕES

- 2 tomates
- 2 xícaras (chá) de leite
- 1 colher (sopa) de amido de milho
- ½ colher (sopa) de manteiga
- 1 colher (sopa) de queijo parmesão ralado
- 2 colheres (sopa) de macarrão curto (para sopas) cozido
- 2 colheres (sopa) de salsa picadinha

Lave os tomates, retire as sementes e corte-os em pedaços. Bata no liquidificador e passe na peneira. Reserve. Numa panela, leve ao fogo o leite com o amido e a manteiga, mexendo até engrossar. Junte o queijo e mexa até derreter bem. Acrescente o tomate reservado e o macarrão cozido. Deixe levantar fervura e junte a salsa. Sirva morna.

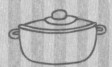

Bolo de carne ao forno

RENDE 4 PORÇÕES

MASSA:
- 500g de batata
- ½ xícara (chá) de leite
- 1 colher (sopa) de queijo parmesão ralado
- 1 colher (sobremesa) de manteiga
- 1 gema para pincelar

RECHEIO:
- 200g de carne moída
- 1 colher (sopa) de óleo
- 1 colher (sopa) de cebola picadinha
- 1 pitada de sal

Massa: Lave, descasque e corte a batata em pedaços. Coloque numa panela, cubra com água, cozinhe até amolecer e escorra. Passe no espremedor. Junte o leite, o queijo, a manteiga e amasse bem. Espalhe a metade no fundo de uma forma refratária untada.

Recheio: Refogue a carne com o óleo, a cebola e o sal, até secar. Espalhe o recheio no refratário e cubra com o purê restante. Pincele com a gema e leve ao forno médio por 15 minutos. Sirva morno.

Sopa de abóbora

RENDE 2 PORÇÕES

- 200g de abóbora em pedaços
- 1 colher (chá) de manteiga
- 1 cebola pequena
- 100g de carne em pedaços
- 1 galho de salsa
- 1 xícara (chá) de água filtrada
- 1 pitada de sal

Numa panela, coloque a abóbora, a manteiga, a cebola, a carne, a salsa e a água. Cozinhe até a carne ficar macia. Retire e desfie. Reserve. Bata a sopa no liquidificador. Junte o sal e a carne desfiada. Sirva morna.

Couve-flor gratinada

RENDE 2 PORÇÕES

- 1 ½ xícara (chá) de couve-flor

MOLHO:
- 1 ½ xícara (chá) de leite
- 1 colher (sopa) de amido de milho
- 1 gema
- ½ colher (sopa) de manteiga
- 1 pitada de sal
- 1 colher (chá) de queijo parmesão ralado

Lave bem e cozinhe a couve--flor com água até ficar macia. Escorra e coloque-a numa forma refratária pequena. Reserve.

Prepare o molho: Leve ao fogo o leite com o amido e a gema, mexendo até engrossar. Acrescente a manteiga e o sal. Espalhe sobre a couve-flor e polvilhe com o queijo ralado. Leve ao forno médio por 10 minutos. Sirva morna.

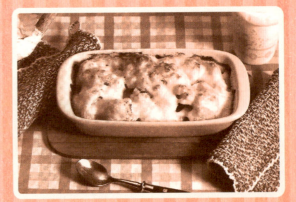

Cozido de legumes e carne

RENDE 2 PORÇÕES

- ½ abobrinha pequena
- ½ berinjela pequena
- 1 batata média
- 1 colher (chá) de óleo
- 100g de carne moída
- 100ml de água filtrada
- 1 pitada de sal
- 1 tomate médio sem pele e sem sementes
- 1 colher (sopa) de salsa picadinha

Lave bem os legumes e descasque a batata. Corte todos em cubinhos. Reserve a batata à parte. Refogue ligeiramente a carne com o óleo. Em seguida, junte a batata e a água, e cozinhe por 5 minutos. Acrescente os demais legumes e o sal, tampe a panela e cozinhe por 10 a 15 minutos. Junte mais água se necessário. Acrescente o tomate e a salsa. Deixe levantar fervura. Sirva morno.

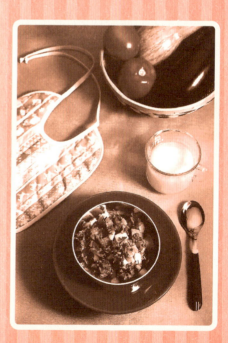

Macarrão gratinado

RENDE 2 PORÇÕES

- ½ xícara (chá) de macarrão curto (para sopa)
- 1 colher (chá) de manteiga
- 1 colher (chá) de queijo parmesão ralado

MOLHO:
- ½ colher (sopa) de cebola ralada
- ½ colher (sopa) de manteiga
- 1 xícara (chá) de leite
- 1 colher (sopa) de amido de milho
- 1 gema
- 1 pitada de sal

Cozinhe o macarrão em água e sal por 5 minutos. Escorra e misture com a manteiga. Coloque o macarrão numa forma refratária pequena.

Prepare o molho: Refogue a cebola com a manteiga. Junte o leite misturado com o amido, a gema e o sal, mexendo em fogo baixo até engrossar. Despeje sobre o macarrão e polvilhe com o queijo ralado. Leve ao forno médio por 10 minutos. Sirva morno.

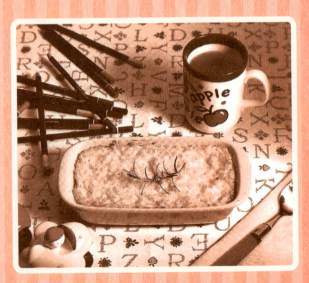

Suco de caju

- 1 caju
- água filtrada fervida
- 1 colher (chá) de açúcar

Lave bem o caju, corte em pedaços e bata no liquidificador. Misture com água em partes iguais. Adoce ligeiramente.

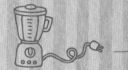

Creme de ricota com morangos

- ½ xícara (chá) de ricota
- ½ xícara (chá) de leite
- 5 morangos lavados e picadinhos
- 1 colher (sopa) de mel
- 1 colher (sopa) de aveia em flocos finos

Amasse a ricota com o leite até ficar cremosa. Junte os morangos, o mel e a aveia. Sirva.

Doce de banana

RENDE 3 PORÇÕES

- 2 colheres (sopa) de açúcar
- 1 xícara (chá) de água filtrada
- 3 bananas em rodelas

Numa panela, leve ao fogo o açúcar até caramelizar. Junte a água e ferva por 10 minutos até obter uma calda rala. Junte as bananas e cozinhe por mais 10 minutos. Deixe esfriar bem.

gelatina cremosa
RENDE 6 PORÇÕES

- 2 ½ xícaras (chá) de leite
- 2 colheres (sopa) rasas de amido de milho
- 1 embalagem de gelatina em pó (sabor de sua preferência)

Leve ao fogo o leite com o amido, mexendo até ferver. Cozinhe por 1 minuto. Retire do fogo, junte a gelatina e misture até dissolver bem. Despeje em copinhos e leve à geladeira. Sirva fria.

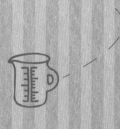

Pudim de arroz-doce

RENDE 8 PORÇÕES

- 1 xícara (chá) de arroz
- 3 xícaras (chá) de água filtrada
- 1 pedaço de canela em pau
- raspas da casca de 1 limão
- 1 litro de leite
- ½ xícara (chá) de açúcar
- 2 gemas
- 1 pitada de canela em pó

Leve ao fogo o arroz com a água, a canela e as raspas de limão e cozinhe até reduzir a água pela metade. Junte 4 xícaras (chá) de leite e o açúcar e cozinhe até ficar macio. Acrescente as gemas dissolvidas no leite restante, mexendo bem. Deixe esfriar e polvilhe com a canela em pó.

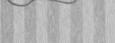

Pãodim

RENDE 8 PORÇÕES

- 2 colheres (sopa) de manteiga
- 6 colheres (sopa) de farinha de trigo
- ½ xícara (chá) de açúcar
- 7 fatias de pão de forma
- 4 bananas em rodelas
- 2 maçãs descascadas e cortadas em fatias
- 1 ½ xícara (chá) de leite
- 3 ovos
- ½ xícara (chá) de amido de milho
- 3 gotas de essência de baunilha

Misture a manteiga com a farinha e 5 colheres (sopa) de açúcar até obter uma farofa. Reserve.

Em um refratário retangular médio, untado e enfarinhado, faça camadas de pão, banana e maçã. Reserve.
Bata no liquidificador o leite, os ovos, o amido, a baunilha e o açúcar restante. Despeje no refratário. Leve ao forno médio por 10 minutos. Espalhe a farofa reservada e volte ao forno por mais 25 minutos.
Sirva morno ou frio.

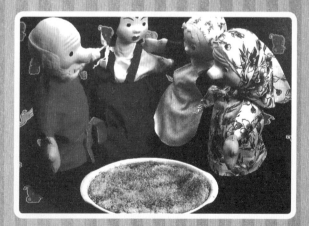

Doce de batata-doce

RENDE 6 PORÇÕES

- 1 ½ xícara (chá) de leite
- 2 colheres (sopa) de chocolate em pó
- 1 colher (sopa) de amido de milho
- 1 xícara (chá) de batata-doce cozida e amassada
- 1 colher (sopa) de açúcar
- 2 gotas de essência de baunilha
- 1 colher (sopa) de chocolate granulado

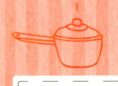

Numa panela, coloque o leite, o chocolate e o amido. Junte a batata-doce, o açúcar e a baunilha. Leve ao fogo baixo, mexendo por 10 minutos. Coloque em copinhos e polvilhe com chocolate granulado. Sirva morno ou frio.

Mingau de chocolate

- 1 xícara (chá) de leite
- 1 colher (chá) de amido de milho
- 1 colher (sobremesa) de chocolate em pó
- 1 colher (chá) de açúcar

Numa panela, coloque todos os ingredientes, misture e leve ao fogo, mexendo até engrossar. Coloque em um prato e deixe esfriar.

Suco de laranja com caju

- 1 caju médio
- ½ xícara (chá) de suco de laranja
- ½ xícara (chá) de água filtrada fervida

Lave bem o caju, corte ao meio e bata no liquidificador. Junte o suco de laranja. Acrescente a água.

Índice de assuntos

água	43
alimentos que devem ser evitados até 6 meses	32
alimentos que devem ser evitados de 7 a 8 meses	33
alimentos que devem ser evitados de 9 a 12 meses	33
alimentos que não devem ser congelados	32
arroz-doce (receita para 9 meses)	113
árvore genealógica	11
assaduras	21
até quando amamentar	18
banana amassada (receita para 5 meses)	62
banana cremosa (receita para 9 meses)	114
batata com couve-flor (receita para 7 meses)	76
biscoitinho de limão (receita para 9 meses)	111
bolinho de peixe (receita para 8 meses)	84
bolo de carne ao forno (receita para 10 meses)	120
cadeirão	92
chá repousante (receita para 4 meses)	56
colher, uso da	40
cólicas	21
colostro	16
comer e crescer direitinho	42
congelando outros alimentos	31
congelar, como	29
convívio à mesa	91
copo, uso do	94
couve-flor gratinada (receita para 10 meses)	122
cozido de legumes e carne (receita para 10 meses)	123
creme de abacate (receita para 9 meses)	112
creme de beterraba (receita para 5 meses)	58
creme de ervilha (receita para 5 meses)	61
creme de legumes (receita para 6 meses)	64

creme de mandioquinha (receita para 9 meses) 116
creme de ricota com morangos (receita para 10 meses) 125
dentinhos saudáveis. 28
descongelar. 30
dieta dos 12 meses 95
doce de abóbora (receita para 9 meses) 108
doce de banana (receita para 10 meses) 126
doce de batata-doce (receita para 10 meses) 130
doce de cenoura (receita para 9 meses). 109
espinaguete (receita para 9 meses). 102
esterilização da mamadeira 27
estranhando novos alimentos 42
forminha de fígado (receita para 9 meses) 104
fruta amassada (receita para 4 meses) 55
gases. 21
gelatina cremosa (receita para 10 meses) 127
gema cozida (receita para 6 meses) 67
gemada da vovó (receita para 9 meses) 112
glicídios. 44
hábitos alimentares. 39
higiene 27
legumes gratinados (receita para 9 meses) 107
leite em pó 18
leite materno 15
limpeza, para facilitar a 93
lipídios 44
macarrão gratinado (receita para 10 meses) 124
mamada da noite 39
mamadas, intervalo entre as 16
mamadeira 19
mingau de aveia (receita para 6 meses) 67
mingau de aveia com maçã (receita para 6 meses) 69
mingau de chocolate (receita para 10 meses) 131
mingau furtacor (receita para 6 meses) 70

mingau de fubá (receita para 6 meses) 68
mingau de sagu (receita para 7 meses) 77
minibolo (receita para 9 meses) 115
mousse de cenoura com canela (receita para 8 meses) 86
nutrientes essenciais 43
o que muda na alimentação 94
ovos gratinados (receita para 9 meses) 105
panqueca de cenoura (receita para 9 meses) 101
panqueca de maçã (receita para 9 meses) 110
pãodim (receita para 10 meses) 129
papa de legumes (receita para 5 meses) 59
peixinho desfiado (receita para 8 meses) 85
prazos de congelamento 31
primeira papinha 40
primeira papinha (receita para 4 meses) 53
primeiro aniversário 95
primeiro mingau (receita para 4 meses) 55
primeiros alimentos 39
Principais vitaminas e sais minerais 46
proteínas 44
pudim de arroz-doce (receita para 10 meses) 128
pudim de frutas da tia Marga (receita para 8 meses) 87
queijinho doce (receita para 7 meses) 78
rejeitando o suco 20
risoto de cenoura (receita para 9 meses) 106
roda de alimentos 47
sais minerais 44
sistema digestivo do recém-nascido 15
sopa creme de abóbora (receita para 6 meses) 66
sopa creme de espinafre (receita para 5 meses) 60
sopa creme de frango (receita para 8 meses) 82
sopa creme de inhame (receita para 8 meses) 83
sopa creme de queijo (receita para 6 meses) 65
sopa cremosa de tomate (receita para 10 meses) 119

sopa de abóbora (receita para 10 meses) 121
sopa de frango com brócolis (receita para 10 meses) 118
sopa de mandioca e agrião (receita para 7 meses) 75
sopas e papinhas industrializadas 43
sopinha especial (receita para 9 meses) 103
suco de beterraba (receita para 5 meses) 61
suco de caju (receita para 10 meses) 125
suco de cenoura (receita para 4 meses) 54
suco de laranja com caju (receita para 10 meses) 132
suco de laranja-lima (receita para 4 meses) 54
suco de maçã (receita para 4 meses) 52
suco de mamão e laranja (receita para 6 meses) 71
suco de manga (receita para 7 meses) 80
suco de melancia e maçã (receita para 6 meses) 71
suco de pera (receita para 4 meses) 52